BEI GRIN MACHT SICH IHR WISSEN BEZAHLT

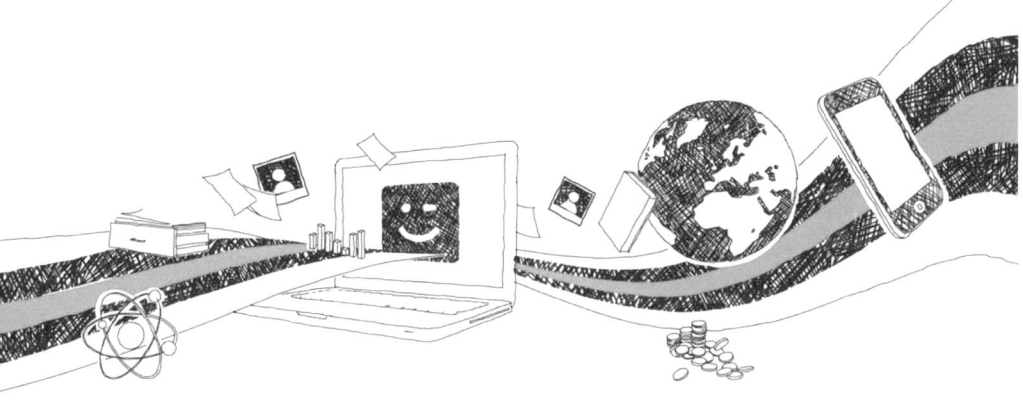

- Wir veröffentlichen Ihre Hausarbeit,
  Bachelor- und Masterarbeit

- Ihr eigenes eBook und Buch -
  weltweit in allen wichtigen Shops

- Verdienen Sie an jedem Verkauf

Jetzt bei www.GRIN.com hochladen
und kostenlos publizieren

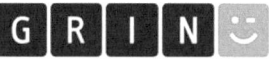

Bibliografische Information der Deutschen Nationalbibliothek:

Die Deutsche Bibliothek verzeichnet diese Publikation in der Deutschen National-bibliografie; detaillierte bibliografische Daten sind im Internet über http://dnb.d-nb.de/ abrufbar.

Impressum:

Copyright © 2017 GRIN Verlag, Open Publishing GmbH
Druck und Bindung: Books on Demand GmbH, Norderstedt Germany
ISBN: 9783668517769

Dieses Buch bei GRIN:

http://www.grin.com/de/e-book/374434/patienten-mit-migrationshintergrund-und-die-kommunikation-mit-dem-pflegedienst

Baser Wasiqi

Patienten mit Migrationshintergrund und die Kommunikation mit dem Pflegedienst. Die Probleme, Lösungsansätze und der Maßnahmeplan anhand eines Fallbeispiels

GRIN Verlag

Weiterbildung zur „Fortbildung zur Verantwortlichen Pflegefachkraft in Wohneinrichtungen, Gasteinrichtungen und Ambulanten Diensten"

Patienten mit Migrationshintergrund und die Kommunikation mit dem Pflegedienst. Die Probleme, Lösungsansätze und der Maßnahmeplan

Baser Wasiqi

Inhaltsverzeichnis

1. Einleitung

Wie schon die deutsche Wissenschaftlerin und damalige Bundesministerin für Jugend, Frauen, Familie und Gesundheit (1989-1991), Ursula Lehr (CDU) treffender weise sagte:"Der alte Arzt spricht Latein, der junge Englisch - der gute Arzt die Sprache des Patienten."[1]

Die Patienten haben das Recht auf angemessene Verständigungsmöglichkeiten und eine hinreichende Aufklärung und Beratung sowie auf eine sorgfältige und qualifizierte Behandlung. Dabei ist die Kommunikation unabdingbar. Durch einen Mangel in der Kommunikation zwischen Pflegepersonal und Patienten kann es zu falschen Diagnosen und in der Folge zu fehlerhaften therapeutischen Maßnahmen kommen. Dies sollte im Sinne des Patienten verhindert werden. Trotz alle dem kommt es in der Pflege immer wieder zu Problemen bei der Verständigung. Dies stellt ein großes Problem dar, erschwert es doch die Pflege in erheblicher weise und macht sie teilweise unmöglich.

Die Kommunikation zwischen Ärzten bzw. Pflegekräften und Patienten ist ein   bedeutsamer nicht hinweg zu denkender Bestandteil der Pflege. Der Grundstein für eine vertrauensvolle Arzt- bzw. Pflegepersonal-Patient-Beziehung wird durch die kommunikative Verständigung gelegt. Nur durch diesen kommunikativen Akt, wie auch immer dieser gelagert sein sollte, ist die konstruktive Arbeit für und am Patienten möglich. Oftmals lassen sich nur so Krankheiten vollumfänglich erfassen und Schmerzen des Patienten hinreichen ermitteln. Eine Behandlung ohne Kommunikation mit dem Patienten bringt enorme Hürden mit sich. Im Folgenden möchte ich mich daher mit dem Fall befassen, dass die Kommunikation durch sprachliche Barrieren stark eingeschränkt ist und wie man diesem Problem in der Praxis begegnen kann.

Deutschland hat sich seit den 1960er Jahren immer mehr zu einem Einwanderungsland entwickelt.[2] Zwischen Migranten und Deutschen ist eine gewisse gesundheitliche Ungleichheit festzustellen, die größtenteils mit der schwierigen sprachlichen Verständigung begründet wird.[3]

---

1 http://www.aerztezeitung.de/politik_gesellschaft/article/552478/gute-arzt-spricht-sprache-des-patienten.html (letzter Zugriff am 07.02.2017 um 16 Uhr)

2 Schenk L. Migration und Gesundheit – Entwicklung eines Erklärungs- und Analysemodells für epidemiologische Studien. Int J Public Health 2007; 52: 87–96

3 Bermejo I, Hölzel LP, Kriston L, Härter M. Subjektiv erlebte Barrieren von Personen mit Migrationshintergrund bei der Inanspruchnahme von Gesundheitsmaßnahmen. Bundesgesundheitsbl 2012; 55: 944–953; Muthny FA. Laienkonzepte

Diese Probleme treten naturgemäß in Verbindung mit Ausländern und Personen mit Migrationshintergrund auf. Personen mit Migrationshintergrund sind „alle nach 1949 auf das heutige Gebiet der Bundesrepublik Deutschland Zugewanderten sowie alle in Deutschland geborenen Ausländer und alle in Deutschland als Deutsche Geborenen mit zumindest einem zugewandertem oder als Ausländer in Deutschland geborenem Elternteil".[4]

1.1. Begründung der Themenwahl

Ich habe mich aufgrund des steigenden Bedarfs und der erhöhten Relevanz im Zuge der Flüchtlingszuwanderung nach Deutschland für die Kommunikation in der Pflege mit Patienten mit Migrationshintergrund entschieden. Nachdem in Deutschland die Asylbewerberzahlen über zehn Jahre rückläufig waren, steigen sie seit 2007 wieder. Im Jahr 2015 wurden 476.649, 2016 wurden 745.545 Asylanträge gestellt.[5] Diese Entwicklung stellt den Staatsapparat und die gesamte Gesellschaft in der Bundesrepublik - und damit auch den Pflegebereich - vor große Herausforderungen, Aufgaben und Probleme.

Denn die Kommunikation mit dem Patienten ist in der Pflege unabdingbar und für beide Seiten sehr wichtig.

Der Patient hat einen Anspruch ausführlich über die Diagnose und die Therapie seiner Krankheit informiert zu werden, das Pflegepersonal benötigt wichtige Daten und Informationen (wie bspw. Anamnse) und aktuelle Empfindungen (wie bspw. Schmerzen oder Unwohlsein) für die medizinische Behandlung. Aufgrund sprachlicher Barrieren kann es hier zu Problemen kommen, denen man durch bestimmte Maßnahmen entgegentreten kann.

---

von Gesundheit und Krankheit in verschiedenen Kulturen. In: Marschalck P, Wiedl KH (Hrsg.): IMIS Schriften: Vol. 10. Migration und Krankheit. Osnabrück: Universitätsverlag Rasch 2001; 251–258

4   Bundesamt für Migration und Flüchtlinge (2015). Migrationsbericht 2013. http://www.bamf.de/ShareDocs/An lagen/DE/Publikationen/Migrations berichte/migrationsbericht-2013.pdf? __blob=publicationFile (letzter Zugriff am 07.02.2017)

5   www.bpb.de/politik/innenpolitik/flucht/218788/zahlen-zu-asyl-in-deutschland#Antraege (letzter Zugriff am 07.01.2017 um 19 Uhr)

Ich möchte dieses Thema praxisbezogen anhand meiner Erfahrungen mit Herrn Riad A., der im vergangenen Jahr 2015 aus Syrien nach Deutschland kam, darstellen.

Zunächst werde ich die Ausgangssituation und die verschiedenen gängigen theoretischen Ansätze und Modelle hinsichtlich der Kommunikation zwischen Pflegepersonal und Patienten erörtern. Danach werde ich die praktischen Probleme am Fall von Herrn A. darstellen. Im Anschluss werde ich Lösungsansätze und einen Maßnahmenplan zur optimalen Kommunikation mit dem Patienten mit Migrationshintergrund präsentieren und abschließend meine Erkenntnisse und Ergebnisse zusammenfassen.

2. Die Ausgangssituation. Der Patient und der Pflegedienst

2.1. Der Patient und Problemstellung

Herr A. ist 78 Jahre alt und ist im Jahr 2015 aus Syrien nach Deutschland gekommen. Seit etwa zwei Jahren leidet Herr A. zunehmend unter seiner postinflammatorische Lungenfibrose und seiner sich steigernden altersbedingten Gebrechlichkeit. Hinzu kommt eine mittlerweile ausgeprägte Demenz. Herr A. hört seinem Alter entsprechend gut, kann jedoch nur schlecht sehen. Er kann sich jedoch - in klaren Momenten - verbal und nonverbal artikulieren, auch wenn seine Kommunikation teilweise eingeschränkt ist. Die Kommunikation ist - abhängig von der Tagesform von Herrn A. - jedenfalls möglich. Jedoch spricht er kaum deutsch oder englisch, sodass ich mit ihm nur rudimentär sprechen kann. Sein deutscher Wortschatz ist lediglich für die Geschäfte des täglichen Gebrauchs ausreichend, jedoch kann er spezifische Symptome, Emotionen und Empfindungen nicht so ausdrücken, dass es für den Pfleger Rückschlüsse auf seine gesundheitliche Situation schließen lässt.

2.2. Der Pflegedienst

Seit der Gründung des ambulanten Pflegedienstes Humana am 01.04.2012 sind die Grundsätze für die Qualität und Qualitätssicherung in der ambulanten Pflege im Sinne von § 113 SGB XI immanent. Der Pflegedienst ist Mitglied im Bundesverband privater Anbieter sozialer Dienste (BPA).

Die Leistungen des Pflegedienstes umfassen das typische Spektrum ambulanter Pflegedienste. Dazu gehört neben der Kranken-, Grund- und Hauspflege auch die Alltagsbetreuung. Im Rahmen der krankenpflegerischen Versorgung werden Injektionen vorgenommen, Verbände gewechselt, Medikaments zugeführt, Wunden versorgt und sämtliche übrige Behandlungen vorgenommen, die der Patient selbst nicht vornehmen kann. Weiterhin gehören zur Grundpflege die Körperpflege, Mobilisierung und auch Hilfe bei Inkontinenz. Auch die Versorgung des Haushalts, die Zubereitung von Mahlzeiten und Begleitung zu Arzt- und Behördenterminen ist im Rahmen er Hauspflege vom Leistungsspektrum abgedeckt. Dazu kommt die übliche Alltagsbetreuung in Form von Spaziergängen, Unterhaltung sowie organisatorische Hilfestellungen und Botengänge.

Mittelpunkt dieses Pflegeleistungsspektrums ist der zu betreuende Patient. Dass sich der Patient aufgrund seiner Erkrankung in einer besonderen Lebenssituation befindet, ist im Bewusstsein des Pflegepersonals verankert. Die Aufgabe des Pflegepersonals ist dem Bedürfnis des Patienten nach Akzeptanz, Zuwendung und Pflege gerecht zu werden. Dabei sind Zeit, Aufmerksamkeit, Zuwendung und Fürsorge wichtige Faktoren.

2.3. Das Pflegeziel

Mein Ziel ist die Optimierung der Kommunikation zwischen mir als Pfleger und Herrn A. als Patient. Dabei müssen verschiedenste Besonderheiten erkannt, reflektiert und bei der fortlaufenden Arbeit am Patienten berücksichtigt werden. Dafür sind einige theoretische und praktische Erwägungen notwendig.

3. Die Kommunikation

Zunächst einmal soll ein Überblick über die Kommunikation als solche ermöglicht werden, um den speziellen Fall zwischen Pflegepersonal und Patient besser nachvollziehen zu können. Dabei werden insbesondere die verschiedenen Kommunikationsebenen und einige der gängigsten theoretische Ansätze bezüglich der zwischenmenschlichen Kommunikation dargestellt.

3.1. Kommunikationsebenen

Der Menschen kommunizieren ab seiner Geburt zu jeder Zeit - bewusst und unbewusst. Von anderen verstanden zu werden ist sein existenzielles Bedürfnis. Die Sprache ist hierbei lediglich ein Instrument der Verständigung unter Menschen, jedoch nicht das einzige Mittel. Es wird zwischen vier Kommunikationsebenen unterschieden, die untereinander in Wechselbeziehung stehen und in ihrem Zusammenspiel ein Kommunikationssystem bilden sind.[6]

Die **verbale Kommunikationsebene** meint das gesprochene Wort und dessen konnotierten Inhalt. Diese Form wird auch als digitale Kommunikation der Inhaltsebene bezeichnet.[7]

Im Gegensatz dazu wird die **nonvernale Ebene** als analoge Kommunikation auf der Beziehungsebene bezeichnet.[8] Sie umfasst unter anderem Mimik, Gestik, Körperhaltung, Blickkontakt. Es handelt sich also um den nichtsprachlichen Bereich der zwischenmenschlichen Kommunikation. Den Großteil der nonverbalen Signale senden wir unbewusst, sie können aber auch ganz bewusst zum Einsatz kommen.

Weiterhin wird die **Paraverbal-Ebene** unterschieden. Bei den paralinguistischen Merkmalen geht es um die Art und Weise des Sprechens, also Faktoren wie Lautstärke, Stimmlage, Sprechrhythmus, Akzent.[9]

Weiterhin gibt es die **Extraverbal-Ebene,** die durch Faktoren wie Zeit, Ort, Kleidung, Beziehung, fühlbare Aspekte beeinflusst wird.

Nach einer Studie des Psychologen *Albert Mehrabian* sind beim Erfassen von Informationen die Ebenen sehr unterschiedlich beteiligt.

---

6   Matobe/Scheible, S. 8 (http://www.idm-diversity.org/files/Working_paper3-Matoba-Scheible.pdf)

7   Watzlawick, Menschliche Kommunikation, 2003, S. 61f.

8   ebd.

9   Maletzke, Interkulturelle Kommunikation, 1996, S. 78.

So sind durchschnittlich lediglich zu 7 % verbale Kommunikation, zu 38 % die paraverbale Kommunikation und zu 55 % die nonverbale Kommunikation (Auftreten, Bewegung, Mimik, Gestik) ausschlaggebend. [10]

In der Kommunikation zwischen Pflegepersonal und Patient sind dennoch alle vier Ebenen von besonderer Wichtigkeit. Unter Umständen ist durch das Unmöglichwerden der Kommunikation auf einer der vier Ebenen eine besondere Ebene von gesteigerter Wichtigkeit. Beispielsweise wenn eine verbale Artikulation nicht mehr möglich ist steigt die Wichtigkeit der nonverbalen Kommunikation deutlich.

3.2. Theoretische Ansätze zur Pflegekommunikation

Die Kommunikation zwischen Pflegepersonal und Patienten, wie sie heute üblich ist, ist eine Errungenschaft des seit dem 17. Jahrhundert bis heute fortentwickelten Verhältnisses zwischen Pfleger und dem Patienten. Es ist handelt sich dabei um eine so genannte Face-to-Face-Kommunikation (von Angesicht zu Angesicht). [11]

Eine wissenschaftliche Theorie zum Thema Kommunikation entwickelten die gleichnamigen Wissenschaftler mit dem so genannten Bird-Cohen-Cole-Modell im Jahr 1990. [12] Dieses Modell soll die primären Ziele der Kommunikation mit dem Patienten darstellen und ist heute die wohl herrschende Auffassung in Medizin und Pflege. Nach diesem Modell hat die Patientenkommunikation drei Ziele:

1. die Gewinnung von Informationen und Daten,

2. die hinreichende Information des Patienten und

3. die Berücksichtigung der Gefühle und Empfindungen des Patienten.

---

10 Krämer/Quappe, Interkulturelle Kommunikation, 2006, S. 113.

11 Atzel et al. (Hrsg): Praxiswelten Deutsches Medizinhistorisches Museum Ingolstadt 2013;
Nünning/Zierold: Kommunikationskompetenzen, 4. Auflage. Klett, Stuttgart 2011.

12 Bird/Cohen-Cole: The three-function model of the medical interview. An educational device. Adv Psychosom Med. 1990; 20: 65–88.

Ein anderes Kommunikationsmodell (das u.a. vom Lipkin, Lazare, Putnam entwickelt und vertreten wurde) dass sich eher auf eine "übergeordnete Ebene" bezieht, hat die bereits darstellten Ziele entsprechend umformuliert. Danach sind Ziele der Kommunikation mit dem Patienten insbesondere:

1. Entwicklung, Erhaltung und Abschluss einer Beziehung zum Patienten,

2. Identifikation des Problems mit anschließender Überwachung und

3. Information des Patienten sowie Implementierung der Behandlungspläne.[13]

4. Lösungsansätze und Maßnahmeplan

4.1. Kommunikation im Sinne des NURSE-Modells[14]

Hinter diesem Akronym NURSE verbergen sich fünf Kommunikationstechniken, die im Umgang mit emotionalen Äußerungen eines Patienten hilfreich sind:

Naming: Emotionen benennen

Understanding: wenn möglich Verständnis für die Emotionen ausdrücken

Respecting: Respekt oder Anerkennung für den Patienten artikulieren

Supporting: dem Patienten Unterstützung anbieten

Exploring: weitere Aspekte zur Emotion herausfinden

---

13 Lazare et al, Three Functions of the Medical Interview, in: Lipkin/Lazare/Putnam S.M. (Hrsg.): The Medical Interview: Clinical Care, Teaching and Research. Springer-Verlag, New York 1995, S. 3–19; Miller W., Rose G.: Toward a Theory of Motivational Interviewing. Am Psychol. 2009; 64: 527–37

14 https://www.aekno.de/downloads/aekno/leitfaden-kommunikation-2015.pdf (S.27); https://www.unispital-basel.ch/fileadmin/unispitalbaselch/Bereiche/Medizin/Psychosomatik/ Lehre_Forschung/Publikationen/langewitz_2011_patientenzentrierte_kommunikation_uexkuell.pdf (S. 341 ff.) (letzter Zugriff am 01.01.2017 um 21 Uhr)

Zunächst muss die Emotion benannt werden (*Naming*). Hierbei sollte das Pflegepersonal gemeinsam mit dem Patienten einen Begriff ermitteln, der die Emotion des Patienten prägsam beschreibt. Dabei sollten Begriffe auch seitens des Pflegepersonals vorgeschlagen, aber keinesfalls aufoktroyiert werden. Ist der Patient selbst nicht in der Lage seine Emotionen zu artikulieren, so muss das Pflegepersonal die wahrgenommene Stimmung des Patienten benennen. Hat der Patient sein Gefühl bereits kundgetan ist ein erneutes Benennen durch das Pflegepersonal in der Regel überflüssig. Nicht jedoch, wenn ernsthaft Zweifel an der wahrheitsgemäßen oder bewussten Äußerung bestehen.

Sofern die Emotion benannt wurde ist das *Understanding*, also das Verständnis für den Patienten, sehr wichtig. Aussagen wie "Ich kann gut nachvollziehen, dass Sie sich derzeit hoffnungslos fühlen." sind hierbei für den Patienten "Balsam für die Seele".

Ein weiterer wichtiger Aspekt ist der Respekt gegenüber Patienten (*Respecting*), insbesondere für das, was er bisher im Genesungsprozess persönlich geschafft und durchgehalten hat.

Das *Supporting*, also das Anbieten von Hilfe und Unterstützung, ist nicht per se eine Technik der Kommunikation. Kommunikativ ist dabei vor allem das sprachlich vermittelte Hilfsangebot. Nicht immer ist es optimal, wenn man dem Patienten ohne vorherige Absprache Hilfestellung leistet. Daher sollte man stets die Entscheidungsfreiheit des Patienten vorrangig lassen.

Das *Exploring* ist dann empfehlenswert, wenn das Pflegepersonal nicht eindeutig ermitteln kann, in welcher seelischen Verfassung sich der Patient befindet. Deshalb sollte bei Ungewissheit und gleichzeitiger Vermutung von bisher unbekannten Gründen das Pflegepersonal beim Patienten Nachfragen stellen, um das Lagebild zu schärfen.

4.2. Die migrationsspezifische Anamnese

Diagnosen können meist nur zielgenau und differenziert erstellt werden, wenn der Patient, die Patientin in der Anamnese genaue Angaben zu ihren Krankheitssymptomen und Beeinträchtigungen machen können.

Um den Patienten versorgen und mit ihm entsprechend kommunizieren zu können muss zu aller erst eine hinreichende bio-psycho-soziale Anamnese erfolgen. Diagnosen können meist nur zielgenau und differenziert erstellt werden, wenn der Patient, die Patientin in der Anamnese genaue Angaben zu ihren Krankheitssymptomen und Beeinträchtigungen machen können.[15] Dabei sind einige Besonderheiten in der Person des Patienten zu berücksichtigen und zu ermitteln.[16]

Die **Herkunftsgeschichte:** Aus welchem Land bzw. welcher Region kommt der Patient? Welcher sozialen Schicht gehörte er in seinem Herkunftsland an? Welche Bildung und Ausbildung hat er vorzuweisen? Gibt es bereits Erfahrungen mit dem Gesundheitswesen in westlichen Staaten?

Die **Migrationsgeschichte:** Wieso kam es zur Migration? Welche individuellen Gründe waren dafür maßgeblich? Waren diese familiärer, beruflicher, politischer, wirtschaftlicher oder existenzieller Natur? War die Migration planmäßig und erfolgte geordnet oder handelte es sich dabei um eine Flucht? Gibt es entsprechende traumatische Erfahrungeb beim Patienten?

Der **Integrationsstatus:** Welchen Aufenthalts- bzw. Asylstatus hat der Patient? Wo ist der Patient wohnhaft? Geht er aktuell einer Tätigkeit nach? Nimmt der Patient am gesellschaftlichen und kulturellen Leben (wie in Vereinen oder Organisationen) aktiv teil? Inwiefern ist der Patient bereits mit dem Gesundheitssystem in Berührung gekommen? Ist der Patient mit seiner Familie oder alleine nach Deutschland gekommen? Ist die Familie ebenfalls in Deutschland oder besteht - sollte dies nicht der Fall sein - realistische Chancen auf Familiennachzug?

Die **Migrationsbilanz:** War die Migration erfolgreich? Wie stellt sich die Bilanz im Vergleich zu anderen Migranten dar?

Die **Zukunftsperspektiven:** Wie will der Patient seine Zukunft gestalten? Gibt es möglicherweise Remigrationspläne oder Remigrationszwang?

---

15 BAMF, Das kultursensible Krankenhaus, Frankfurt am Main 2013, S. 34ff.

16 Sabbioni M, Salis Gross C. Die migrationsspezifische Anamnese. In: van Euwijk P, Obrist B (Hrsg). Vulnerabilität, Migration und Altern. Zürich: Seismo; 2006: 166–201.

4.3. Leitgedanke der Kulturelle Sensibilität

Die syrische Kultur unterscheidet sich erheblich von unserer mitteleuropäischen bzw. deutschen Kultur. In Syrien leben vorrangig muslimische Menschen, weshalb islamische Verhaltensweisen, Riten und Werte gelebte Realität sind. Es ist kurz gesagt eine gänzlich andere Kultur, die durch die sie praktizierende Menschen in unseren Kulturkreis gelangen.[17]

Die kulturellen Besonderheiten müssen besonders beachtet und gewürdigt werden. Kulturelle Sensibilität meint die Berücksichtigung der kulturellen Unterschiede bezüglich Ethik, Werten, Haltungen, Lebensstilen im Rahmen einer Behandlung. Vor allem soll der Pflegende seine eigenen Vorurteile und Stereotypen erkennen, reflektieren und in den Hintergrund rücken lassen. Beim Umgang mit Patienten die einen Migrationshintergrund haben basiert die Empathie auf Respekt, Interesse und Selbstreflektion. Die kulturelle Sensibilität und das Verständnis für die jeweilige gelebte Kulturform müssen zum Selbstverständnis des Pflegenden werden.

4.4. Weitere Maßnahmen

Im konkreten Fall mit Herrn A. ist es wichtig, dass man in langsamer und deutlicher Sprache mit ihm kommuniziert. Sollte eine umfangreichere Kommunikation notwendig werden, muss ein Dolmetscher oder ein deutschsprachiges Familienmitglied hinzugezogen werden. Bei Angehörigen besteht jedoch das Problem, dass nicht immer einer korrekte und neutrale Übersetzung garantiert werden kann.

Für die Betreuung von Herrn A. war es wichtig, sich ein gewisses Basiswissen über den Kulturkreis seines Heimatlandes anzueignen. Nur so kann man entsprechend Rücksicht auf seine individuellen Bedürfnisse nehmen. In einem Anfangsgespräch habe ich, unter Hinzuziehung eines Dolmetschers, mit Herrn A. besprochen, welche kulturellen Aspekte er als für sich verbindlich erachtet. Dies war und ist Grundlage meiner pflegerischen Tätigkeit in seinem Fall.

---

17 http://www.aok-gesundheitspartner.de/rh/vigo_praxis/fit_im_job/kommunikation/patienten/index_07324.html (letzter Zugriff am 07.01.2017 um 20 Uhr)

12

5. Fazit und Aussicht

Die Qualität der Kommunikation im Pfleger-Patienten-Verhältnis ist, wie dargestellt, eine der primären Grundlagen für eine effiziente Versorgung. In der internationalen Migrationsforschung wurde inzwischen zahlreich belegt, dass Patienten mit Migrationshintergrund eine im Durchschnitt schlechtere Versorgung im Vergleich zu einheimischen Patienten erhalten.[18] Dabei sind vor allem kulturell und sprachlich bedingte Verständigungsschwierigkeiten oft genannte Gründe, vor allem aus der Perspektive der Patienten.[19]

Um den neuen Herausforderungen und Aufgaben in der ambulanten Pflege sowie der Pflege und Medizin im Allgemeinen recht zu werden, muss sich das System auf die neuen Gegebenheiten einstellen. Dies muss im laufenden Wirken der Pflegekräfte durch Fort- und Weiterbildungen korrektiv behoben werden. Weiter ist es von enormer Wichtigkeit, dass die nachfolgende Generation von Pflegekräften diese Kompetenz von Tag eins erlernen kann.

Die Berufsausbildung in Pflegeberufen beinhaltet ohnehin schon viele Faktoren: das Erlernen der Fachsprache, von Konzepten, die die Entstehung von Krankheiten erklären und Handlungsanweisungen für deren Behandlung.[20] Der hinzutretende Migrationshintergrund des Patienten ist hierbei lediglich ein weiterer Faktor, der in Zukunft mehr in den Fokus der Ausbildung rücken muss. Diese so genannte notwendige transkulturelle Kompetenz basiert insbesondere auf Fähigkeiten wie kultureller Sensibilität, kulturellen Wissens, kultureller Empathie und der flexiblen Gestaltung des Pfleger-Patienten-Verhältnisses.[21] Um für beide Seiten, also für Patient und Pfleger, eine bessere pflegerische Gesamtsituation zu schaffen, ist die dargestellte Fortentwicklung der Pflegekommunikation unabdingbar.

---

18 Bhugra D, Gupta S, Schoular-Ocak M, et al. EPA guidance mental health care of migrants. Eur Psychiatry 2014; 29: 107–115

19 Kreuter MW, McClure SM. The role of culture in health communication. Annu Rev Publ Health 2004; 25: 439–455;

20 Tseng WS, Streltzer (Hrsg.) Cultural Competence in Clinical Psychiatry. Washington DC: American Psychiatric Publishing; 2004.

21 Tseng WS, Streltzer (Hrsg.) Cultural Competence in Clinical Psychiatry. Washington DC: American Psychiatric Publishing; 2004.

6. Literaturverzeichnis

1. http://www.aerztezeitung.de/politik_gesellschaft/article/552478/gute-arzt-spricht-sprache-des-patienten.html (letzter Zugriff am 07.02.2017 um 16 Uhr)

2. Schenk L. Migration und Gesundheit – Entwicklung eines Erklärungs- und Analysemodells für epidemiologische Studien. Int J Public Health 2007; 52: 87–96

3. Bermejo I, Hölzel LP, Kriston L, Härter M. Subjektiv erlebte Barrieren von Personen mit Migrationshintergrund bei der Inanspruchnahme von Gesundheitsmaßnahmen. Bundesgesundheitsbl 2012; 55: 944–953; Muthny FA. Laienkonzepte von Gesundheit und Krankheit in verschiedenen Kulturen. In: Marschalck P, Wiedl KH (Hrsg.): IMIS Schriften: Vol. 10. Migration und Krankheit. Osnabrück: Universitätsverlag Rasch 2001; 251–258

4. Bundesamt für Migration und Flüchtlinge (2015). Migrationsbericht 2013. http://www.bamf.de/ShareDocs/An lagen/DE/Publikationen/Migrations berichte/migrationsbericht-2013.pdf?__blob=publicationFile (letzter Zugriff am 07.02.2017)

5. www.bpb.de/politik/innenpolitik/flucht/218788/zahlen-zu-asyl-in-deutschland#Antraege (letzter Zugriff am 07.01.2017 um 19 Uhr)

6. Matobe/Scheible, S. 8 (http://www.idm-diversity.org/files/Working_paper3-Matoba-Scheible.pdf)

7. Watzlawick, Menschliche Kommunikation, 2003, S. 61f.

8. ebd.

9. Maletzke, Interkulturelle Kommunikation, 1996, S. 78.

10. Krämer/Quappe, Interkulturelle Kommunikation, 2006, S. 113.

11. Atzel et al. (Hrsg): Praxiswelten Deutsches Medizinhistorisches Museum Ingolstadt 2013; Nünning/Zierold: Kommunikationskompetenzen, 4. Auflage. Klett, Stuttgart 2011.

12. Bird/Cohen-Cole: The three-function model of the medical interview. An educational device. Adv Psychosom Med. 1990; 20: 65–88.

13. Lazare et al, Three Functions of the Medical Interview, in: Lipkin/Lazare/Putnam S.M. (Hrsg.): The Medical Interview: Clinical Care, Teaching and Research. Springer-Verlag, New

York 1995, S. 3–19; Miller W., Rose G.: Toward a Theory of Motivational Interviewing. Am Psychol. 2009; 64: 527–37

14. https://www.aekno.de/downloads/aekno/leitfaden-kommunikation-2015.pdf (S.27); https://www.unispital-basel.ch/fileadmin/unispitalbaselch/Bereiche/Medizin/Psychosomatik/ Lehre_Forschung/Publikationen/langewitz_2011_patientenzentrierte_kommunikation_uexkue ll.pdf (S. 341 ff.) (letzter Zugriff am 01.01.2017 um 21 Uhr)

15. BAMF, Das kultursensible Krankenhaus, Frankfurt am Main 2013, S. 34ff.

16. Sabbioni M, Salis Gross C. Die migrationsspezifische Anamnese. In: van Euwijk P, Obrist B (Hrsg). Vulnerabilität, Migration und Altern. Zürich: Seismo; 2006: 166–201.

17. http://www.aok-gesundheitspartner.de/rh/vigo_praxis/fit_im_job/kommunikation/patienten/index_07324.html (letzter Zugriff am 07.01.2017 um 20 Uhr)

18. Bhugra D, Gupta S, Schoular-Ocak M, et al. EPA guidance mental health care of migrants. Eur Psychiatry 2014; 29: 107–115

19. Kreuter MW, McClure SM. The role of culture in health communication. Annu Rev Publ Health 2004; 25: 439–455;

20. Tseng WS, Streltzer (Hrsg.) Cultural Competence in Clinical Psychiatry. Washington DC: American Psychiatric Publishing; 2004.

21. Tseng WS, Streltzer (Hrsg.) Cultural Competence in Clinical Psychiatry. Washington DC: American Psychiatric Publishing; 2004.

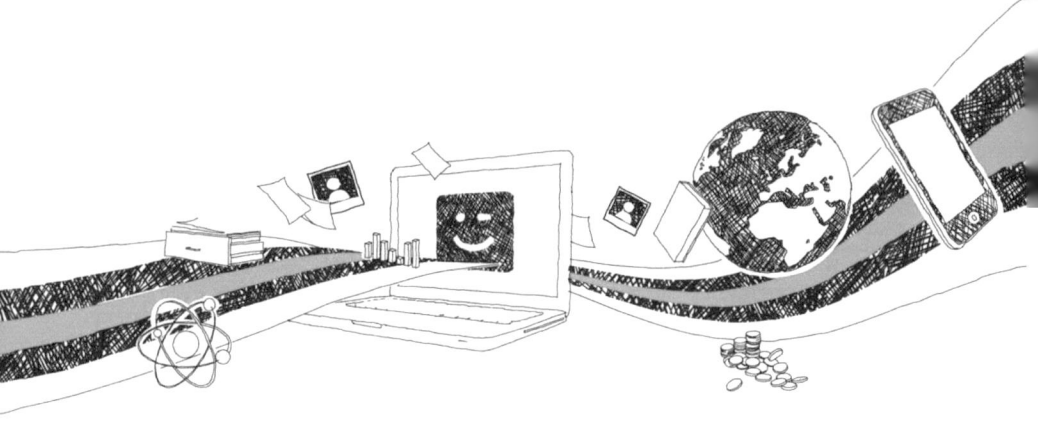
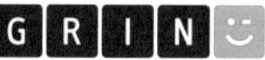